FEUILLES DE TRAVAIL POUR LA THÉRAPIE COGNITIVO-COMPORTEMENTALE POUR L'ABUS DE SUBSTANCES

Manuel de TCC pour faire face au stress, à l'anxiété, à la colère, à l'humeur de contrôle, à l'apprentissage de nouveaux comportements et à la réglementation des émotions

JACQUELYN LEFEBVRE

Vous êtes invités à vous joindre à la <u>Fan's Corner, ici</u>

Avertissement

Les conseils et les stratégies qui se trouvent à l'intérieur peuvent ne pas convenir à toutes les situations. Ce travail est vendu avec la compréhension que ni l'auteur ni l'éditeur n'est tenu responsable des résultats obtenus à partir des conseils dans ce livre.

À propos de la feuille de travail

Félicitations pour avoir reçu ce cahier de travail de la TCC. Vous pouvez suivre l'évolution de votre thérapie en utilisant la thérapie cognitivo-comportementale avec ce journal de bord et enregistrer les pensées que vous avez pour différentes situations.

Une feuille de travail De TCC (aussi appelée fiche de pensée) peut vous aider à réfléchir à votre façon de penser. Il s'agit d'un outil essentiel pour la thérapie cognitive qui contient une série de questions visant à vous guider étape par étape à travers le processus d'identification de votre pensée négative et de le changer.

Il peut être utilisé par ceux qui souffrent de nombreux problèmes de santé mentale qui comprennent, mais non limité à l'insomnie, trouble de la personnalité limite, trouble obsessionnel-compulsif (TOC) psychose, anxiété, trouble bipolaire, troubles de l'alimentation - tels que l'anorexie et boulimie, phobies, schizophrénie, dépression, trouble panique, abus d'alcool et syndrome de stress post-traumatique (SSPT).

L'expérience a montré qu'il est préférable d'entrer les détails de votre activité dans le journal de bord dès que possible lorsque l'information est encore fraîche dans votre mémoire.

Ce journal de bord est plus qu'un simple enregistrement de vos dossiers de pensée, il couvre également vos plans d'action et les améliorations possibles que vous prévoyez d'entreprendre.

Les feuilles de travail pour la thérapie cognitivo-comportementale sont un partenaire fiable dans votre voyage pour tirer le meilleur parti de vos séances thérapeutiques.

Bonne chance dans votre processus de guérison!!!

Nom:	
Âge:	
Problème Diagnostiqué:	
Adresse:	
Ville:	
Numéro de téléphone:	
Numéro de contact d'urgence :	
Institut de santé mentale	
Dr responsable	

Objectifs personnels

Objectif de la thérapie

Décrivez Milestones

Décrivez Motivation

Décider de la date cible

Comment utiliser cette feuille de travail

Cette feuille de travail peut être utilisée sous la direction d'un professionnel de la santé approprié.

Les trois premières étapes vous aident généralement à identifier correctement les choses essentielles que vous devez changer et doivent être utilisées comme motivation.

1. La situation

Cette étape importante est utilisée pour décrire brièvement la situation spécifique qui a conduit à vos sentiments désagréables. Il est conçu pour vous assurer de ne pas oublier la situation lorsque vous passez en revue vos notes plus tard.

Exemple : Lors d'un événement social aujourd'hui, j'ai dit quelque chose que je crois inapproprié. Je me suis sentie gênée et plus tard, j'ai eu peur d'y penser.

2. Pensée initiale

Cette prochaine étape est utilisée pour décrire les premières pensées qui sont entrées dans votre esprit à la suite de la situation. Il pourrait bien être une réponse subconsciente de pensées de quelque chose que vous avez déjà eu.

Exemple : Je me sens comme un échec misérable. J'ai hâte que les gens me jugent. Je déteste avoir ce sentiment distinct de faire des erreurs stupides.

3. Conséquences de la pensée

Vous implémentez cette étape pour identifier pourquoi vous voulez que cette façon de penser change et quelles sont les conséquences possibles si vous ne changez pas. Ici, vous déterminez quelles sont les conséquences physiques, professionnelles, psychologiques et relationnelles.

Exemple : Si je n'arrête pas cette façon inappropriée de penser et de me battre moi-même, je pourrais devenir malheureux. Ma négativité pourrait également affecter ma santé et mes relations. À moins d'arrêter de croire que je suis un échec imminent, je pourrais finir par perdre mon respect de soi et commencer à se comporter comme un véritable échec.

Ces 3 prochaines étapes (4-6) vous aident généralement à réaliser que vos pensées négatives n'ont pas de faits à l'appui, mais sont plutôt motivés par certaines fausses croyances que vous avez acquises en grandissant.

4. Défiez votre pensée initiale

Dans cette étape, vous vous mettez au défi de déterminer objectivement si cette façon spécifique de penser a jamais été bénéfique pour vous dans le passé. Ici, vous déterminez correctement les faits spécifiques qui remettent en question ou soutiennent votre pensée initiale et de creuser votre force personnelle, vous avez peut-être sans doute négligé. Si quelqu'un d'autre se trouvait dans une telle situation, quels conseils donneriez-vous à la personne?

Exemple : Lorsque j'essaie intentionnellement d'être parfait, je sens que je suis trop dur avec moi-même, ce qui

5. Pensée négative

Vous pouvez utiliser cette colonne pour résumer le genre de pensée négative qui a déclenché votre pensée initiale. Vous profitez de cette occasion pour identifier soigneusement un ou plusieurs des types de base de la pensée négative: devrait-déclarations, l'esprit-lecture, catastrophisant, en se concentrant sur les négatifs, l'auto-étiquetage négatif, tout ou rien.

Exemple: Je me concentrais sur les négatifs et je croyais que rien de bon ne pouvait sortir de ma situation. Je catastrophisais.

6. Contexte

Cette étape est facultative, mais très utile pour essayer d'identifier la cause profonde de vos pensées. Vous y parvenez en remontant dans le temps jusqu'au moment où vous avez commencé à avoir ce genre de pensée comme la première pensée qui vient à votre esprit face à de telles situations afin que vous puissiez identifier la profondeur des racines aller. Vous essayez également de vous souvenir de toute autre personne que vous connaissez qui a aussi des raisons de cette façon. Vous faites cela afin que vous déterminiez l'effet que cela a eu sur vous.

Exemple : J'entends encore régulièrement la voix familière de mes parents dire que je ne m'élèverai jamais à rien.

Vous utilisez les deux prochaines étapes (7-8) pour trouver des façons plus positives de penser et de trouver de grandes affirmations positives pour vous élever.

7. Pensée alternative

Maintenant que vous commencez à mieux comprendre votre pensée négative, il est temps de déterminer comment si donné une autre chance que vous auriez pu gérer la situation mieux en supprimant toutes les hypothèses négatives et au lieu de penser à des faits positifs ou des possibilités qui vous avez peut-être ignoré.

Exemple: Je n'ai qu'à m'efforcer d'être meilleur dans ce que je fais et n'ont pas à être parfait puisque personne n'est vraiment. Je possède sans aucun doute des forces uniques que d'innombrables autres peuvent apprécier. Je remarque que je me sens toujours mieux quand je suis gentil avec moi-même et fera bien de se débarrasser de cette pensée négative.

8. Croyance positive et affirmation

Il est maintenant temps de prendre des mesures pour commencer la guérison. Jot vers le bas diverses affirmations visant à former une image positive de vous-même, pour refléter une approche plus améliorée et saine de la vie que vous pouvez utiliser également comme une référence future.

Exemple: Je suis une personne incroyable avec beaucoup de force et des vibrations positives.

Les deux étapes suivantes (9-10) peuvent vous aider à utiliser la nouvelle pensée que vous avez naturellement acquise à partir des étapes précédentes pour rendre votre vie meilleure.

9. Plan d'action

L'essence de cette prochaine étape est de profiter de votre conscience accrue et de déterminer comment vous envisagez d'agir si cette situation se présente à nouveau afin que vous puissiez apprendre les meilleures façons de surmonter vos tendances naturelles et être mieux équipé pour faire face à la situation. Pensez à toutes les forces extraordinaires que vous avez liées à la situation et notez-les. Travaillez sur la façon de faire face aux déclencheurs qui vous donner envie de revenir à vos vieilles habitudes.

Exemple: Chaque fois que je vais dans un cadre social, je me rappellerai subtilement qu'être dur avec moi-même ne me fait pas de bien et dans des situations où je fais invariablement des erreurs, je vais essayer de ne pas m'attarder sur les négatifs en me rappelant mon succès précédent dans la même circonst ances. Je serai gentil d'abord avec moi-même et ensuite les autres.

10.   Amélioration

Cette étape clé est utilisée pour renforcer positivement l'idée fondamentale que changer volontairement votre façon de penser, peut changer votre vie. Vous l'utilisez pour vous dire de la nécessité de s'améliorer progressivement et être généralement optimiste sur ce que la vie offre.

Chaque fois que vous remplissez un dossier de pensée, vous allez naturellement commencer à remarquer après un certain temps que certaines choses continuent de se reproduire dans le cadre des pensées initiales et la chaîne d'événements qui se produisent après cela. Vous constaterez également qu'il est de plus en plus facile pour vous d'identifier vos pensées négatives et de trouver des alternatives qui sont mieux pour vous.

Feuilles de travail pour la thérapie cognitivo-comportementale

Date: ______/______/________

Situation	
Pensée initiale	
Conséquences de la pensée	
Défiez votre pensée initiale	
Pensée négative	
Fond	
Pensée alternative	
Croyance positive et affirmation	
Plan d'action	
Amélioration	

Notes du Dr: ____

____

Nom: ___________________ Date: ___________ Signe: ___________

Feuilles de travail pour la thérapie cognitivo-comportementale

Date: _____/_____/_______

Situation	
Pensée initiale	
Conséquences de la pensée	
Défiez votre pensée initiale	
Pensée négative	
Fond	
Pensée alternative	
Croyance positive et affirmation	
Plan d'action	
Amélioration	

Notes du Dr: ____

____

Nom: _______________ Date: _______________ Signe: _______________

Feuilles de travail pour la thérapie cognitivo-comportementale

Date: _____/_____/______

Situation	
Pensée initiale	
Conséquences de la pensée	
Défiez votre pensée initiale	
Pensée négative	
Fond	
Pensée alternative	
Croyance positive et affirmation	
Plan d'action	
Amélioration	

Notes du Dr: ____

____

Nom: _________________ Date: _________ Signe: _________

Feuilles de travail pour la thérapie cognitivo-comportementale

Date: _____ / _____ / _______

Situation	
Pensée initiale	
Conséquences de la pensée	
Défiez votre pensée initiale	
Pensée négative	
Fond	
Pensée alternative	
Croyance positive et affirmation	
Plan d'action	
Amélioration	

Notes du Dr: ____

____

Nom: _______________ Date: _______________ Signe: _______________

Feuilles de travail pour la thérapie cognitivo-comportementale

Date: _____ / _____ / _______

Situation	
Pensée initiale	
Conséquences de la pensée	
Défiez votre pensée initiale	
Pensée négative	
Fond	
Pensée alternative	
Croyance positive et affirmation	
Plan d'action	
Amélioration	

Notes du Dr: _______________________________________

____

Nom: _______________   Date: _______   Signe: _______

Feuilles de travail pour la thérapie cognitivo-comportementale

Date: _____/_____/_______

Situation	
Pensée initiale	
Conséquences de la pensée	
Défiez votre pensée initiale	
Pensée négative	
Fond	
Pensée alternative	
Croyance positive et affirmation	
Plan d'action	
Amélioration	

Notes du Dr: ____

____

Nom: ____________   Date: ____________   Signe: ____________

Feuilles de travail pour la thérapie cognitivo-comportementale

Date: _____ / _____ / _______

Situation	
Pensée initiale	
Conséquences de la pensée	
Défiez votre pensée initiale	
Pensée négative	
Fond	
Pensée alternative	
Croyance positive et affirmation	
Plan d'action	
Amélioration	

Notes du Dr: ____

____

Nom: _______________   Date: _______   Signe: _______

Feuilles de travail pour la thérapie cognitivo-comportementale

Date: _____ / _____ / _______

Situation	
Pensée initiale	
Conséquences de la pensée	
Défiez votre pensée initiale	
Pensée négative	
Fond	
Pensée alternative	
Croyance positive et affirmation	
Plan d'action	
Amélioration	

Notes du Dr: ____

____

Nom: _______________   Date: _______________   Signe: _______________

Feuilles de travail pour la thérapie cognitivo-comportementale

Date: ____ / ____ / ______

Situation	
Pensée initiale	
Conséquences de la pensée	
Défiez votre pensée initiale	
Pensée négative	
Fond	
Pensée alternative	
Croyance positive et affirmation	
Plan d'action	
Amélioration	

Notes du Dr: ____

____

Nom: ____________________ Date: ___________ Signe: ___________

Feuilles de travail pour la thérapie cognitivo-comportementale

Date: _____/_____/_______

Situation	
Pensée initiale	
Conséquences de la pensée	
Défiez votre pensée initiale	
Pensée négative	
Fond	
Pensée alternative	
Croyance positive et affirmation	
Plan d'action	
Amélioration	

Notes du Dr: ____

____

Nom: ______________   Date: ______________   Signe: ______________

Feuilles de travail pour la thérapie cognitivo-comportementale

Date: ____ / ____ / ______

Situation	
Pensée initiale	
Conséquences de la pensée	
Défiez votre pensée initiale	
Pensée négative	
Fond	
Pensée alternative	
Croyance positive et affirmation	
Plan d'action	
Amélioration	

Notes du Dr: ____________________________________

____

Nom: ________________ Date: __________ Signe: __________

Feuilles de travail pour la thérapie cognitivo-comportementale

Date: ____/ ____/ ______

Situation	
Pensée initiale	
Conséquences de la pensée	
Défiez votre pensée initiale	
Pensée négative	
Fond	
Pensée alternative	
Croyance positive et affirmation	
Plan d'action	
Amélioration	

Notes du Dr: ____

____

Nom: _______________ Date: _______________ Signe: _______________

Feuilles de travail pour la thérapie cognitivo-comportementale

Date: _____/_____/______

Situation	
Pensée initiale	
Conséquences de la pensée	
Défiez votre pensée initiale	
Pensée négative	
Fond	
Pensée alternative	
Croyance positive et affirmation	
Plan d'action	
Amélioration	

Notes du Dr: ____

____

Nom: ________________ Date: ________ Signe: ________

Feuilles de travail pour la thérapie cognitivo-comportementale

Date: _____/_____/_______

Situation	
Pensée initiale	
Conséquences de la pensée	
Défiez votre pensée initiale	
Pensée négative	
Fond	
Pensée alternative	
Croyance positive et affirmation	
Plan d'action	
Amélioration	

Notes du Dr: ____

____

Nom: ________________ Date: ________ Signe: ________

Feuilles de travail pour la thérapie cognitivo-comportementale

Date: _____ / _____ / _______

Situation	
Pensée initiale	
Conséquences de la pensée	
Défiez votre pensée initiale	
Pensée négative	
Fond	
Pensée alternative	
Croyance positive et affirmation	
Plan d'action	
Amélioration	

Notes du Dr: ____

____

Nom: ______________   Date: __________   Signe: __________

Feuilles de travail pour la thérapie cognitivo-comportementale

Date: _____/_____/______

Situation	
Pensée initiale	
Conséquences de la pensée	
Défiez votre pensée initiale	
Pensée négative	
Fond	
Pensée alternative	
Croyance positive et affirmation	
Plan d'action	
Amélioration	

Notes du Dr: _______________________________________

____

Nom: __________   Date: __________   Signe: __________

Feuilles de travail pour la thérapie cognitivo-comportementale

Date: _____ / _____ / _______

Situation	
Pensée initiale	
Conséquences de la pensée	
Défiez votre pensée initiale	
Pensée négative	
Fond	
Pensée alternative	
Croyance positive et affirmation	
Plan d'action	
Amélioration	

Notes du Dr: ____

____

Nom: _______________   Date: _______________   Signe: _______________

Feuilles de travail pour la thérapie cognitivo-comportementale

Date: _____/_____/______

Situation	
Pensée initiale	
Conséquences de la pensée	
Défiez votre pensée initiale	
Pensée négative	
Fond	
Pensée alternative	
Croyance positive et affirmation	
Plan d'action	
Amélioration	

Notes du Dr: ____

____

Nom: ___________ Date: ___________ Signe: ___________

Feuilles de travail pour la thérapie cognitivo-comportementale

Date: _____/_____/_______

Situation	
Pensée initiale	
Conséquences de la pensée	
Défiez votre pensée initiale	
Pensée négative	
Fond	
Pensée alternative	
Croyance positive et affirmation	
Plan d'action	
Amélioration	

Notes du Dr: ____

____

Nom: _______________ Date: _______ Signe: _______

Feuilles de travail pour la thérapie cognitivo-comportementale

Date: ______/______/________

Situation	
Pensée initiale	
Conséquences de la pensée	
Défiez votre pensée initiale	
Pensée négative	
Fond	
Pensée alternative	
Croyance positive et affirmation	
Plan d'action	
Amélioration	

Notes du Dr: ____

____

Nom: ________________ Date: ________________ Signe: ________________

Feuilles de travail pour la thérapie cognitivo-comportementale

Date: _____ / _____ / _______

Situation	
Pensée initiale	
Conséquences de la pensée	
Défiez votre pensée initiale	
Pensée négative	
Fond	
Pensée alternative	
Croyance positive et affirmation	
Plan d'action	
Amélioration	

Notes du Dr: ____

____

Nom: _______________   Date: _______   Signe: _______

Feuilles de travail pour la thérapie cognitivo-comportementale

Date: _____ / _____ / _______

Situation	
Pensée initiale	
Conséquences de la pensée	
Défiez votre pensée initiale	
Pensée négative	
Fond	
Pensée alternative	
Croyance positive et affirmation	
Plan d'action	
Amélioration	

Notes du Dr: ____

____

Nom: ________________   Date: ________   Signe: ________

Feuilles de travail pour la thérapie cognitivo-comportementale

Date: _____ / _____ / _______

Situation	
Pensée initiale	
Conséquences de la pensée	
Défiez votre pensée initiale	
Pensée négative	
Fond	
Pensée alternative	
Croyance positive et affirmation	
Plan d'action	
Amélioration	

Notes du Dr: ____

____

Nom: _______________ Date: _______________ Signe: _______________

Feuilles de travail pour la thérapie cognitivo-comportementale

Date: _____/_____/_______

Situation	
Pensée initiale	
Conséquences de la pensée	
Défiez votre pensée initiale	
Pensée négative	
Fond	
Pensée alternative	
Croyance positive et affirmation	
Plan d'action	
Amélioration	

Notes du Dr: ____

____

Nom: ______________ Date: ______________ Signe: ______________

Feuilles de travail pour la thérapie cognitivo-comportementale

Date: _____/_____/______

Situation	
Pensée initiale	
Conséquences de la pensée	
Défiez votre pensée initiale	
Pensée négative	
Fond	
Pensée alternative	
Croyance positive et affirmation	
Plan d'action	
Amélioration	

Notes du Dr: ____

____

Nom: _______________   Date: _______________   Signe: _______________

Feuilles de travail pour la thérapie cognitivo-comportementale

Date: ____ / ____ / ______

Situation	
Pensée initiale	
Conséquences de la pensée	
Défiez votre pensée initiale	
Pensée négative	
Fond	
Pensée alternative	
Croyance positive et affirmation	
Plan d'action	
Amélioration	

Notes du Dr: ____

____

Nom: ________ Date: ________ Signe: ________

Feuilles de travail pour la thérapie cognitivo-comportementale

Date: ____/____/______

Situation	
Pensée initiale	
Conséquences de la pensée	
Défiez votre pensée initiale	
Pensée négative	
Fond	
Pensée alternative	
Croyance positive et affirmation	
Plan d'action	
Amélioration	

Notes du Dr: ____

____

Nom: ________________ Date: ________ Signe: ________

Feuilles de travail pour la thérapie cognitivo-comportementale

Date: _____ / _____ / _______

Situation	
Pensée initiale	
Conséquences de la pensée	
Défiez votre pensée initiale	
Pensée négative	
Fond	
Pensée alternative	
Croyance positive et affirmation	
Plan d'action	
Amélioration	

Notes du Dr: ____

____

Nom: _____________   Date: _____________   Signe: _____________

Feuilles de travail pour la thérapie cognitivo-comportementale

Date: _____ / _____ / _______

Situation	
Pensée initiale	
Conséquences de la pensée	
Défiez votre pensée initiale	
Pensée négative	
Fond	
Pensée alternative	
Croyance positive et affirmation	
Plan d'action	
Amélioration	

Notes du Dr: ____

____

Nom: _____________   Date: _____________   Signe: _____________

Feuilles de travail pour la thérapie cognitivo-comportementale

Date: _____ / _____ / _______

Situation	
Pensée initiale	
Conséquences de la pensée	
Défiez votre pensée initiale	
Pensée négative	
Fond	
Pensée alternative	
Croyance positive et affirmation	
Plan d'action	
Amélioration	

Notes du Dr: ____

____

Nom: ______________ Date: ______________ Signe: ______________

Feuilles de travail pour la thérapie cognitivo-comportementale

Date: _____/_____/_______

Situation	
Pensée initiale	
Conséquences de la pensée	
Défiez votre pensée initiale	
Pensée négative	
Fond	
Pensée alternative	
Croyance positive et affirmation	
Plan d'action	
Amélioration	

Notes du Dr: ____

____

Nom: _______________   Date: _______   Signe: _______

Feuilles de travail pour la thérapie cognitivo-comportementale

Date: _____ / _____ / _______

Situation	
Pensée initiale	
Conséquences de la pensée	
Défiez votre pensée initiale	
Pensée négative	
Fond	
Pensée alternative	
Croyance positive et affirmation	
Plan d'action	
Amélioration	

Notes du Dr: ____

____

Nom: _______________   Date: _______________   Signe: _______________

Feuilles de travail pour la thérapie cognitivo-comportementale

Date: _____ / _____ / _______

Situation	
Pensée initiale	
Conséquences de la pensée	
Défiez votre pensée initiale	
Pensée négative	
Fond	
Pensée alternative	
Croyance positive et affirmation	
Plan d'action	
Amélioration	

Notes du Dr: ____

____

Nom: _______________   Date: _______   Signe: _______

Feuilles de travail pour la thérapie cognitivo-comportementale

Date: _____/_____/______

Situation	
Pensée initiale	
Conséquences de la pensée	
Défiez votre pensée initiale	
Pensée négative	
Fond	
Pensée alternative	
Croyance positive et affirmation	
Plan d'action	
Amélioration	

Notes du Dr: _______________________________________

____

Nom: ___________ Date: ___________ Signe: ___________

Feuilles de travail pour la thérapie cognitivo-comportementale

Date: _____/_____/_______

Situation	
Pensée initiale	
Conséquences de la pensée	
Défiez votre pensée initiale	
Pensée négative	
Fond	
Pensée alternative	
Croyance positive et affirmation	
Plan d'action	
Amélioration	

Notes du Dr: ____

____

Nom: ______________ Date: ______________ Signe: ______________

Feuilles de travail pour la thérapie cognitivo-comportementale

Date: _____/_____/_______

Situation	
Pensée initiale	
Conséquences de la pensée	
Défiez votre pensée initiale	
Pensée négative	
Fond	
Pensée alternative	
Croyance positive et affirmation	
Plan d'action	
Amélioration	

Notes du Dr: ____

____

Nom: ___________   Date: ___________   Signe: ___________

Feuilles de travail pour la thérapie cognitivo-comportementale

Date: _____/_____/______

Situation	
Pensée initiale	
Conséquences de la pensée	
Défiez votre pensée initiale	
Pensée négative	
Fond	
Pensée alternative	
Croyance positive et affirmation	
Plan d'action	
Amélioration	

Notes du Dr: ____

____

Nom: _______________ Date: _______________ Signe: _______________

Feuilles de travail pour la thérapie cognitivo-comportementale

Date: _____ / _____ / _______

Situation	
Pensée initiale	
Conséquences de la pensée	
Défiez votre pensée initiale	
Pensée négative	
Fond	
Pensée alternative	
Croyance positive et affirmation	
Plan d'action	
Amélioration	

Notes du Dr: ____

____

Nom: ____________   Date: ____________   Signe: ____________

Feuilles de travail pour la thérapie cognitivo-comportementale

Date: _____ / _____ / _______

Situation	
Pensée initiale	
Conséquences de la pensée	
Défiez votre pensée initiale	
Pensée négative	
Fond	
Pensée alternative	
Croyance positive et affirmation	
Plan d'action	
Amélioration	

Notes du Dr: ____

____

Nom: _______________ Date: _______________ Signe: _______________

Feuilles de travail pour la thérapie cognitivo-comportementale

Date: _____/_____/_______

Situation	
Pensée initiale	
Conséquences de la pensée	
Défiez votre pensée initiale	
Pensée négative	
Fond	
Pensée alternative	
Croyance positive et affirmation	
Plan d'action	
Amélioration	

Notes du Dr: ____

____

Nom: _______________ Date: _______________ Signe: _______________

Feuilles de travail pour la thérapie cognitivo-comportementale

Date: _____/_____/_______

Situation	
Pensée initiale	
Conséquences de la pensée	
Défiez votre pensée initiale	
Pensée négative	
Fond	
Pensée alternative	
Croyance positive et affirmation	
Plan d'action	
Amélioration	

Notes du Dr : _______________________________________

____

Nom: ________________ Date: ________ Signe: ________

Feuilles de travail pour la thérapie cognitivo-comportementale

Date: _____ / _____ / _______

Situation	
Pensée initiale	
Conséquences de la pensée	
Défiez votre pensée initiale	
Pensée négative	
Fond	
Pensée alternative	
Croyance positive et affirmation	
Plan d'action	
Amélioration	

Notes du Dr: ____

____

Nom: _____________   Date: _____________   Signe: _____________

Feuilles de travail pour la thérapie cognitivo-comportementale

Date: _____/_____/______

Situation	
Pensée initiale	
Conséquences de la pensée	
Défiez votre pensée initiale	
Pensée négative	
Fond	
Pensée alternative	
Croyance positive et affirmation	
Plan d'action	
Amélioration	

Notes du Dr: ____

____

Nom: ______________   Date: ______________   Signe: ______________

Feuilles de travail pour la thérapie cognitivo-comportementale

Date: _____/_____/_______

Situation	
Pensée initiale	
Conséquences de la pensée	
Défiez votre pensée initiale	
Pensée négative	
Fond	
Pensée alternative	
Croyance positive et affirmation	
Plan d'action	
Amélioration	

Notes du Dr: ____

____

Nom: _______________   Date: _______   Signe: _______

Feuilles de travail pour la thérapie cognitivo-comportementale

Date: _____ / _____ / _______

Situation	
Pensée initiale	
Conséquences de la pensée	
Défiez votre pensée initiale	
Pensée négative	
Fond	
Pensée alternative	
Croyance positive et affirmation	
Plan d'action	
Amélioration	

Notes du Dr: ____

____

Nom: _______________________   Date: _______________   Signe: _______________

Feuilles de travail pour la thérapie cognitivo-comportementale

Date: _____/_____/______

Situation	
Pensée initiale	
Conséquences de la pensée	
Défiez votre pensée initiale	
Pensée négative	
Fond	
Pensée alternative	
Croyance positive et affirmation	
Plan d'action	
Amélioration	

Notes du Dr: ____

____

Nom: ___________________ Date: ___________ Signe: ___________

Feuilles de travail pour la thérapie cognitivo-comportementale

Date: _____/_____/______

Situation	
Pensée initiale	
Conséquences de la pensée	
Défiez votre pensée initiale	
Pensée négative	
Fond	
Pensée alternative	
Croyance positive et affirmation	
Plan d'action	
Amélioration	

Notes du Dr: ____

____

Nom: ________________ Date: ________ Signe: ________

Feuilles de travail pour la thérapie cognitivo-comportementale

Date: _____ / _____ / _______

Situation	
Pensée initiale	
Conséquences de la pensée	
Défiez votre pensée initiale	
Pensée négative	
Fond	
Pensée alternative	
Croyance positive et affirmation	
Plan d'action	
Amélioration	

Notes du Dr: ____

____

Nom: ___________ Date: ___________ Signe: ___________

Feuilles de travail pour la thérapie cognitivo-comportementale

Date: _____/_____/______

Situation	
Pensée initiale	
Conséquences de la pensée	
Défiez votre pensée initiale	
Pensée négative	
Fond	
Pensée alternative	
Croyance positive et affirmation	
Plan d'action	
Amélioration	

Notes du Dr: ____

____

Nom: ________________   Date: ________   Signe: ________

Feuilles de travail pour la thérapie cognitivo-comportementale

Date: _____ / _____ / _______

Situation	
Pensée initiale	
Conséquences de la pensée	
Défiez votre pensée initiale	
Pensée négative	
Fond	
Pensée alternative	
Croyance positive et affirmation	
Plan d'action	
Amélioration	

Notes du Dr: ____

____

Nom: _______________ Date: _______ Signe: _________

Feuilles de travail pour la thérapie cognitivo-comportementale

Date: ____ / ____ / ______

Situation	
Pensée initiale	
Conséquences de la pensée	
Défiez votre pensée initiale	
Pensée négative	
Fond	
Pensée alternative	
Croyance positive et affirmation	
Plan d'action	
Amélioration	

Notes du Dr: ____

____

Nom: _____________________ Date: ____________ Signe: ____________

Feuilles de travail pour la thérapie cognitivo-comportementale

Date: _____/_____/______

Situation	
Pensée initiale	
Conséquences de la pensée	
Défiez votre pensée initiale	
Pensée négative	
Fond	
Pensée alternative	
Croyance positive et affirmation	
Plan d'action	
Amélioration	

Notes du Dr: ____

____

Nom: _______________   Date: _______________   Signe: _______________

Feuilles de travail pour la thérapie cognitivo-comportementale

Date: _____ / _____ / _______

Situation	
Pensée initiale	
Conséquences de la pensée	
Défiez votre pensée initiale	
Pensée négative	
Fond	
Pensée alternative	
Croyance positive et affirmation	
Plan d'action	
Amélioration	

Notes du Dr: ____

____

Nom: _______________   Date: _______   Signe: _______

Feuilles de travail pour la thérapie cognitivo-comportementale

Date: _____ / _____ / _______

Situation	
Pensée initiale	
Conséquences de la pensée	
Défiez votre pensée initiale	
Pensée négative	
Fond	
Pensée alternative	
Croyance positive et affirmation	
Plan d'action	
Amélioration	

Notes du Dr: ____

____

Nom: ____________ Date: ____________ Signe: ____________

Feuilles de travail pour la thérapie cognitivo-comportementale

Date: ____/____/______

Situation	
Pensée initiale	
Conséquences de la pensée	
Défiez votre pensée initiale	
Pensée négative	
Fond	
Pensée alternative	
Croyance positive et affirmation	
Plan d'action	
Amélioration	

Notes du Dr: ____

____

Nom: ______________   Date: ______________   Signe: ______________

Feuilles de travail pour la thérapie cognitivo-comportementale

Date: _____/_____/______

Situation	
Pensée initiale	
Conséquences de la pensée	
Défiez votre pensée initiale	
Pensée négative	
Fond	
Pensée alternative	
Croyance positive et affirmation	
Plan d'action	
Amélioration	

Notes du Dr: ____

____

Nom: ___________ Date: ___________ Signe: ___________

Feuilles de travail pour la thérapie cognitivo-comportementale

Date: ____/____/______

Situation	
Pensée initiale	
Conséquences de la pensée	
Défiez votre pensée initiale	
Pensée négative	
Fond	
Pensée alternative	
Croyance positive et affirmation	
Plan d'action	
Amélioration	

Notes du Dr: ____

____

Nom: _______________ Date: _______ Signe: _______

Feuilles de travail pour la thérapie cognitivo-comportementale

Date: _____/_____/_______

Situation	
Pensée initiale	
Conséquences de la pensée	
Défiez votre pensée initiale	
Pensée négative	
Fond	
Pensée alternative	
Croyance positive et affirmation	
Plan d'action	
Amélioration	

Notes du Dr: ____

____

Nom: _______________ Date: _______________ Signe: _______________

Feuilles de travail pour la thérapie cognitivo-comportementale

Date: _____/_____/_______

Situation	
Pensée initiale	
Conséquences de la pensée	
Défiez votre pensée initiale	
Pensée négative	
Fond	
Pensée alternative	
Croyance positive et affirmation	
Plan d'action	
Amélioration	

Notes du Dr: ____

____

Nom: ____________________ Date: ____________ Signe: ____________

Feuilles de travail pour la thérapie cognitivo-comportementale

Date: _____/_____/_______

Situation	
Pensée initiale	
Conséquences de la pensée	
Défiez votre pensée initiale	
Pensée négative	
Fond	
Pensée alternative	
Croyance positive et affirmation	
Plan d'action	
Amélioration	

Notes du Dr: ____

____

Nom: ______________ Date: ______________ Signe: ______________

Feuilles de travail pour la thérapie cognitivo-comportementale

Date: _____ / _____ / _______

Situation	
Pensée initiale	
Conséquences de la pensée	
Défiez votre pensée initiale	
Pensée négative	
Fond	
Pensée alternative	
Croyance positive et affirmation	
Plan d'action	
Amélioration	

Notes du Dr: ____

____

Nom: _______________   Date: _______________   Signe: _______________

Feuilles de travail pour la thérapie cognitivo-comportementale

Date: _______ / _______ / _________

Situation	
Pensée initiale	
Conséquences de la pensée	
Défiez votre pensée initiale	
Pensée négative	
Fond	
Pensée alternative	
Croyance positive et affirmation	
Plan d'action	
Amélioration	

Notes du Dr: ____

____

Nom: _____________ Date: _____________ Signe: _____________

____

Feuilles de travail pour la thérapie cognitivo-comportementale

Date: _____ / _____ / _______

Situation	
Pensée initiale	
Conséquences de la pensée	
Défiez votre pensée initiale	
Pensée négative	
Fond	
Pensée alternative	
Croyance positive et affirmation	
Plan d'action	
Amélioration	

Notes du Dr: ____

____

Nom: _______________   Date: _______   Signe: _______

Feuilles de travail pour la thérapie cognitivo-comportementale

Date: _____ / _____ / _______

Situation	
Pensée initiale	
Conséquences de la pensée	
Défiez votre pensée initiale	
Pensée négative	
Fond	
Pensée alternative	
Croyance positive et affirmation	
Plan d'action	
Amélioration	

Notes du Dr: ____

____

Nom: _______________   Date: _______________   Signe: _______________

Feuilles de travail pour la thérapie cognitivo-comportementale

Date: _____ / _____ / _______

Situation	
Pensée initiale	
Conséquences de la pensée	
Défiez votre pensée initiale	
Pensée négative	
Fond	
Pensée alternative	
Croyance positive et affirmation	
Plan d'action	
Amélioration	

Notes du Dr: ____

____

Nom: ____________________   Date: ____________   Signe: ____________

Feuilles de travail pour la thérapie cognitivo-comportementale

Date: _____/_____/_______

Situation	
Pensée initiale	
Conséquences de la pensée	
Défiez votre pensée initiale	
Pensée négative	
Fond	
Pensée alternative	
Croyance positive et affirmation	
Plan d'action	
Amélioration	

Notes du Dr: ____

____

Nom: ____________ Date: ____________ Signe: ____________

Feuilles de travail pour la thérapie cognitivo-comportementale

Date: ____/____/______

Situation	
Pensée initiale	
Conséquences de la pensée	
Défiez votre pensée initiale	
Pensée négative	
Fond	
Pensée alternative	
Croyance positive et affirmation	
Plan d'action	
Amélioration	

Notes du Dr: ____

____

Nom: _______________   Date: _______________   Signe: _______________

Feuilles de travail pour la thérapie cognitivo-comportementale

Date: _____ / _____ / _______

Situation	
Pensée initiale	
Conséquences de la pensée	
Défiez votre pensée initiale	
Pensée négative	
Fond	
Pensée alternative	
Croyance positive et affirmation	
Plan d'action	
Amélioration	

Notes du Dr: ____

____

Nom: _______________   Date: _______   Signe: _______

Feuilles de travail pour la thérapie cognitivo-comportementale

Date: ____ / ____ / ______

Situation	
Pensée initiale	
Conséquences de la pensée	
Défiez votre pensée initiale	
Pensée négative	
Fond	
Pensée alternative	
Croyance positive et affirmation	
Plan d'action	
Amélioration	

Notes du Dr: ____

____

Nom: _______________ Date: __________ Signe: __________

Feuilles de travail pour la thérapie cognitivo-comportementale

Date: _____ / _____ / _______

Situation	
Pensée initiale	
Conséquences de la pensée	
Défiez votre pensée initiale	
Pensée négative	
Fond	
Pensée alternative	
Croyance positive et affirmation	
Plan d'action	
Amélioration	

Notes du Dr: ____

____

Nom: _______________ Date: _______________ Signe: _______________

Feuilles de travail pour la thérapie cognitivo-comportementale

Date: _____/_____/_______

Situation	
Pensée initiale	
Conséquences de la pensée	
Défiez votre pensée initiale	
Pensée négative	
Fond	
Pensée alternative	
Croyance positive et affirmation	
Plan d'action	
Amélioration	

Notes du Dr: ____

____

Nom: _______________   Date: _______________   Signe: _______________

Feuilles de travail pour la thérapie cognitivo-comportementale

Date: _____ / _____ / _______

Situation	
Pensée initiale	
Conséquences de la pensée	
Défiez votre pensée initiale	
Pensée négative	
Fond	
Pensée alternative	
Croyance positive et affirmation	
Plan d'action	
Amélioration	

Notes du Dr: ____

____

Nom: _______________ Date: _______________ Signe: _______________

Feuilles de travail pour la thérapie cognitivo-comportementale

Date: _____/_____/______

Situation	
Pensée initiale	
Conséquences de la pensée	
Défiez votre pensée initiale	
Pensée négative	
Fond	
Pensée alternative	
Croyance positive et affirmation	
Plan d'action	
Amélioration	

Notes du Dr: _______________________________________

____

Nom: ________________ Date: ________ Signe: ________

Feuilles de travail pour la thérapie cognitivo-comportementale

Date: _____/_____/______

Situation	
Pensée initiale	
Conséquences de la pensée	
Défiez votre pensée initiale	
Pensée négative	
Fond	
Pensée alternative	
Croyance positive et affirmation	
Plan d'action	
Amélioration	

Notes du Dr: ____

____

Nom: _______________ Date: _______ Signe: ___________

Feuilles de travail pour la thérapie cognitivo-comportementale

Date: _____ / _____ / _______

Situation	
Pensée initiale	
Conséquences de la pensée	
Défiez votre pensée initiale	
Pensée négative	
Fond	
Pensée alternative	
Croyance positive et affirmation	
Plan d'action	
Amélioration	

Notes du Dr: ____

____

Nom: _____________________ Date: ____________ Signe: ____________

Feuilles de travail pour la thérapie cognitivo-comportementale

Date: _____ / _____ / _______

Situation	
Pensée initiale	
Conséquences de la pensée	
Défiez votre pensée initiale	
Pensée négative	
Fond	
Pensée alternative	
Croyance positive et affirmation	
Plan d'action	
Amélioration	

Notes du Dr: ____

____

Nom: _______________ Date: _______ Signe: _______

Feuilles de travail pour la thérapie cognitivo-comportementale

Date: _____/_____/______

Situation	
Pensée initiale	
Conséquences de la pensée	
Défiez votre pensée initiale	
Pensée négative	
Fond	
Pensée alternative	
Croyance positive et affirmation	
Plan d'action	
Amélioration	

Notes du Dr: ____

____

Nom: ________________   Date: ________   Signe: ________

Feuilles de travail pour la thérapie cognitivo-comportementale

Date: _____ / _____ / _______

Situation	
Pensée initiale	
Conséquences de la pensée	
Défiez votre pensée initiale	
Pensée négative	
Fond	
Pensée alternative	
Croyance positive et affirmation	
Plan d'action	
Amélioration	

Notes du Dr: ____

____

Nom: ______________ Date: ______________ Signe: ______________

Feuilles de travail pour la thérapie cognitivo-comportementale

Date: _____ / _____ / _______

Situation	
Pensée initiale	
Conséquences de la pensée	
Défiez votre pensée initiale	
Pensée négative	
Fond	
Pensée alternative	
Croyance positive et affirmation	
Plan d'action	
Amélioration	

Notes du Dr: ____

____

Nom: ________________ Date: ________ Signe: ________

Feuilles de travail pour la thérapie cognitivo-comportementale

Date: _____/_____/______

Situation	
Pensée initiale	
Conséquences de la pensée	
Défiez votre pensée initiale	
Pensée négative	
Fond	
Pensée alternative	
Croyance positive et affirmation	
Plan d'action	
Amélioration	

Notes du Dr: ____

____

Nom: ______________ Date: ______________ Signe: ______________

Feuilles de travail pour la thérapie cognitivo-comportementale

Date: _____/_____/_______

Situation	
Pensée initiale	
Conséquences de la pensée	
Défiez votre pensée initiale	
Pensée négative	
Fond	
Pensée alternative	
Croyance positive et affirmation	
Plan d'action	
Amélioration	

Notes du Dr: ____

____

Nom: ________________ Date: ________ Signe: ________

Feuilles de travail pour la thérapie cognitivo-comportementale

Date: _____/_____/______

Situation	
Pensée initiale	
Conséquences de la pensée	
Défiez votre pensée initiale	
Pensée négative	
Fond	
Pensée alternative	
Croyance positive et affirmation	
Plan d'action	
Amélioration	

Notes du Dr: ____

____

Nom: ________________ Date: ________ Signe: ________

Feuilles de travail pour la thérapie cognitivo-comportementale

Date: _____ / _____ / _______

Situation	
Pensée initiale	
Conséquences de la pensée	
Défiez votre pensée initiale	
Pensée négative	
Fond	
Pensée alternative	
Croyance positive et affirmation	
Plan d'action	
Amélioration	

Notes du Dr: ____

____

Nom: ______________ Date: ______________ Signe: ______________

Feuilles de travail pour la thérapie cognitivo-comportementale

Date: _____ / _____ / _______

Situation	
Pensée initiale	
Conséquences de la pensée	
Défiez votre pensée initiale	
Pensée négative	
Fond	
Pensée alternative	
Croyance positive et affirmation	
Plan d'action	
Amélioration	

Notes du Dr: ____

____

Nom: ______________ Date: ______________ Signe: ______________

Feuilles de travail pour la thérapie cognitivo-comportementale

Date: _____ / _____ / _______

Situation	
Pensée initiale	
Conséquences de la pensée	
Défiez votre pensée initiale	
Pensée négative	
Fond	
Pensée alternative	
Croyance positive et affirmation	
Plan d'action	
Amélioration	

Notes du Dr: ____

____

Nom: ______________ Date: __________ Signe: __________

Feuilles de travail pour la thérapie cognitivo-comportementale

Date: _____ / _____ / _______

Situation	
Pensée initiale	
Conséquences de la pensée	
Défiez votre pensée initiale	
Pensée négative	
Fond	
Pensée alternative	
Croyance positive et affirmation	
Plan d'action	
Amélioration	

Notes du Dr: ____

____

Nom: ______________   Date: ______________   Signe: ______________

Feuilles de travail pour la thérapie cognitivo-comportementale

Date: _____ / _____ / _______

Situation	
Pensée initiale	
Conséquences de la pensée	
Défiez votre pensée initiale	
Pensée négative	
Fond	
Pensée alternative	
Croyance positive et affirmation	
Plan d'action	
Amélioration	

Notes du Dr: ____

____

Nom: ______________ Date: ______________ Signe: ______________

Feuilles de travail pour la thérapie cognitivo-comportementale

Date: _____ / _____ / _______

Situation	
Pensée initiale	
Conséquences de la pensée	
Défiez votre pensée initiale	
Pensée négative	
Fond	
Pensée alternative	
Croyance positive et affirmation	
Plan d'action	
Amélioration	

Notes du Dr: ____

____

Nom: _______________ Date: _______ Signe: _______

Feuilles de travail pour la thérapie cognitivo-comportementale

Date: ____/____/______

Situation	
Pensée initiale	
Conséquences de la pensée	
Défiez votre pensée initiale	
Pensée négative	
Fond	
Pensée alternative	
Croyance positive et affirmation	
Plan d'action	
Amélioration	

Notes du Dr: ____

____

Nom: _______________   Date: _______________   Signe: _______________

Feuilles de travail pour la thérapie cognitivo-comportementale

Date: _____ / _____ / _______

Situation	
Pensée initiale	
Conséquences de la pensée	
Défiez votre pensée initiale	
Pensée négative	
Fond	
Pensée alternative	
Croyance positive et affirmation	
Plan d'action	
Amélioration	

Notes du Dr: ____

____

Nom: ______________ Date: ______________ Signe: ______________

Feuilles de travail pour la thérapie cognitivo-comportementale

Date: _____/_____/______

Situation	
Pensée initiale	
Conséquences de la pensée	
Défiez votre pensée initiale	
Pensée négative	
Fond	
Pensée alternative	
Croyance positive et affirmation	
Plan d'action	
Amélioration	

Notes du Dr: ____

____

Nom: ______________ Date: ______________ Signe: ______________

Feuilles de travail pour la thérapie cognitivo-comportementale

Date: _____ / _____ / _______

Situation	
Pensée initiale	
Conséquences de la pensée	
Défiez votre pensée initiale	
Pensée négative	
Fond	
Pensée alternative	
Croyance positive et affirmation	
Plan d'action	
Amélioration	

Notes du Dr: _______________________________________

____

Nom: _______________ Date: _______ Signe: _______

Feuilles de travail pour la thérapie cognitivo-comportementale

Date: _____/_____/_______

Situation	
Pensée initiale	
Conséquences de la pensée	
Défiez votre pensée initiale	
Pensée négative	
Fond	
Pensée alternative	
Croyance positive et affirmation	
Plan d'action	
Amélioration	

Notes du Dr: ____

____

Nom: _______________   Date: _______   Signe: _______

Feuilles de travail pour la thérapie cognitivo-comportementale

Date: _____ / _____ / _______

Situation	
Pensée initiale	
Conséquences de la pensée	
Défiez votre pensée initiale	
Pensée négative	
Fond	
Pensée alternative	
Croyance positive et affirmation	
Plan d'action	
Amélioration	

Notes du Dr: ____

____

Nom: ______________ Date: ______________ Signe: ______________

Feuilles de travail pour la thérapie cognitivo-comportementale

Date: _____/_____/______

Situation	
Pensée initiale	
Conséquences de la pensée	
Défiez votre pensée initiale	
Pensée négative	
Fond	
Pensée alternative	
Croyance positive et affirmation	
Plan d'action	
Amélioration	

Notes du Dr: ____

____

Nom: _______________   Date: _______________   Signe: _______________

Feuilles de travail pour la thérapie cognitivo-comportementale

Date: _____/_____/_______

Situation	
Pensée initiale	
Conséquences de la pensée	
Défiez votre pensée initiale	
Pensée négative	
Fond	
Pensée alternative	
Croyance positive et affirmation	
Plan d'action	
Amélioration	

Notes du Dr: ____

____

Nom: _______________ Date: _______________ Signe: _______________

Feuilles de travail pour la thérapie cognitivo-comportementale

Date: _____/_____/______

Situation	
Pensée initiale	
Conséquences de la pensée	
Défiez votre pensée initiale	
Pensée négative	
Fond	
Pensée alternative	
Croyance positive et affirmation	
Plan d'action	
Amélioration	

Notes du Dr: ____

____

Nom: ______________ Date: ______________ Signe: ______________

Feuilles de travail pour la thérapie cognitivo-comportementale

Date: _____/_____/_______

Situation	
Pensée initiale	
Conséquences de la pensée	
Défiez votre pensée initiale	
Pensée négative	
Fond	
Pensée alternative	
Croyance positive et affirmation	
Plan d'action	
Amélioration	

Notes du Dr: ____

____

Nom: ______________ Date: ______________ Signe: ______________

Feuilles de travail pour la thérapie cognitivo-comportementale

Date: _____ / _____ / _______

Situation	
Pensée initiale	
Conséquences de la pensée	
Défiez votre pensée initiale	
Pensée négative	
Fond	
Pensée alternative	
Croyance positive et affirmation	
Plan d'action	
Amélioration	

Notes du Dr: ____

____

Nom: _______________   Date: _______   Signe: _______

Feuilles de travail pour la thérapie cognitivo-comportementale

Date: _____ / _____ / _______

Situation	
Pensée initiale	
Conséquences de la pensée	
Défiez votre pensée initiale	
Pensée négative	
Fond	
Pensée alternative	
Croyance positive et affirmation	
Plan d'action	
Amélioration	

Notes du Dr: ____

____

Nom: _______________   Date: _______   Signe: _______

Feuilles de travail pour la thérapie cognitivo-comportementale

Date: _____/_____/______

Situation	
Pensée initiale	
Conséquences de la pensée	
Défiez votre pensée initiale	
Pensée négative	
Fond	
Pensée alternative	
Croyance positive et affirmation	
Plan d'action	
Amélioration	

Notes du Dr: ____

____

Nom: _______________   Date: _______________   Signe: _______________

Feuilles de travail pour la thérapie cognitivo-comportementale

Date: _____/_____/_______

Situation	
Pensée initiale	
Conséquences de la pensée	
Défiez votre pensée initiale	
Pensée négative	
Fond	
Pensée alternative	
Croyance positive et affirmation	
Plan d'action	
Amélioration	

Notes du Dr: ____

____

Nom: ________________ Date: ________ Signe: ________

Feuilles de travail pour la thérapie cognitivo-comportementale

Date: _____ / _____ / _______

Situation	
Pensée initiale	
Conséquences de la pensée	
Défiez votre pensée initiale	
Pensée négative	
Fond	
Pensée alternative	
Croyance positive et affirmation	
Plan d'action	
Amélioration	

Notes du Dr: ____

____

Nom: ______________ Date: ______________ Signe: ______________

Feuilles de travail pour la thérapie cognitivo-comportementale

Date: _____ / _____ / _______

Situation	
Pensée initiale	
Conséquences de la pensée	
Défiez votre pensée initiale	
Pensée négative	
Fond	
Pensée alternative	
Croyance positive et affirmation	
Plan d'action	
Amélioration	

Notes du Dr: ____

____

Nom: _______________ Date: _______ Signe: _______

Feuilles de travail pour la thérapie cognitivo-comportementale

Date: ____ / ____ / ______

Situation	
Pensée initiale	
Conséquences de la pensée	
Défiez votre pensée initiale	
Pensée négative	
Fond	
Pensée alternative	
Croyance positive et affirmation	
Plan d'action	
Amélioration	

Notes du Dr: ____

____

Nom: __________________   Date: ______________   Signe: ____________

Feuilles de travail pour la thérapie cognitivo-comportementale

Date: _____ / _____ / _______

Situation	
Pensée initiale	
Conséquences de la pensée	
Défiez votre pensée initiale	
Pensée négative	
Fond	
Pensée alternative	
Croyance positive et affirmation	
Plan d'action	
Amélioration	

Notes du Dr: ____

____

Nom: ______________ Date: ______________ Signe: ______________

Feuilles de travail pour la thérapie cognitivo-comportementale

Date: _____/_____/_______

Situation	
Pensée initiale	
Conséquences de la pensée	
Défiez votre pensée initiale	
Pensée négative	
Fond	
Pensée alternative	
Croyance positive et affirmation	
Plan d'action	
Amélioration	

Notes du Dr: ____

____

Nom: ______________ Date: ______________ Signe: ______________

Feuilles de travail pour la thérapie cognitivo-comportementale

Date: _____ / _____ / _______

Situation	
Pensée initiale	
Conséquences de la pensée	
Défiez votre pensée initiale	
Pensée négative	
Fond	
Pensée alternative	
Croyance positive et affirmation	
Plan d'action	
Amélioration	

Notes du Dr: ____

____

Nom: ________________ Date: ________________ Signe: ________________

Feuilles de travail pour la thérapie cognitivo-comportementale

Date: _____/_____/______

Situation	
Pensée initiale	
Conséquences de la pensée	
Défiez votre pensée initiale	
Pensée négative	
Fond	
Pensée alternative	
Croyance positive et affirmation	
Plan d'action	
Amélioration	

Notes du Dr: ____

____

Nom: ____________ Date: ____________ Signe: ____________

Feuilles de travail pour la thérapie cognitivo-comportementale

Date: _____/_____/______

Situation	
Pensée initiale	
Conséquences de la pensée	
Défiez votre pensée initiale	
Pensée négative	
Fond	
Pensée alternative	
Croyance positive et affirmation	
Plan d'action	
Amélioration	

Notes du Dr: ____

____

Nom: _______________   Date: _______   Signe: _______

Feuilles de travail pour la thérapie cognitivo-comportementale

Date: _____/_____/______

Situation	
Pensée initiale	
Conséquences de la pensée	
Défiez votre pensée initiale	
Pensée négative	
Fond	
Pensée alternative	
Croyance positive et affirmation	
Plan d'action	
Amélioration	

Notes du Dr: ____

____

Nom: ______________   Date: ______________   Signe: ______________

Feuilles de travail pour la thérapie cognitivo-comportementale

Date: ____/____/______

Situation	
Pensée initiale	
Conséquences de la pensée	
Défiez votre pensée initiale	
Pensée négative	
Fond	
Pensée alternative	
Croyance positive et affirmation	
Plan d'action	
Amélioration	

Notes du Dr: ____

____

Nom: ______________ Date: ______ Signe: ______

Feuilles de travail pour la thérapie cognitivo-comportementale

Date: _____ / _____ / _______

Situation	
Pensée initiale	
Conséquences de la pensée	
Défiez votre pensée initiale	
Pensée négative	
Fond	
Pensée alternative	
Croyance positive et affirmation	
Plan d'action	
Amélioration	

Notes du Dr: ____

____

Nom: _________________ Date: _________ Signe: _________

Feuilles de travail pour la thérapie cognitivo-comportementale

Date: _____ / _____ / _______

Situation	
Pensée initiale	
Conséquences de la pensée	
Défiez votre pensée initiale	
Pensée négative	
Fond	
Pensée alternative	
Croyance positive et affirmation	
Plan d'action	
Amélioration	

Notes du Dr: ____

____

Nom: ________________   Date: ________   Signe: ________

Feuilles de travail pour la thérapie cognitivo-comportementale

Date: _____ / _____ / _______

Situation	
Pensée initiale	
Conséquences de la pensée	
Défiez votre pensée initiale	
Pensée négative	
Fond	
Pensée alternative	
Croyance positive et affirmation	
Plan d'action	
Amélioration	

Notes du Dr: ____

____

Nom: _______________   Date: _______   Signe: _______

Feuilles de travail pour la thérapie cognitivo-comportementale

Date: _____/_____/______

Situation	
Pensée initiale	
Conséquences de la pensée	
Défiez votre pensée initiale	
Pensée négative	
Fond	
Pensée alternative	
Croyance positive et affirmation	
Plan d'action	
Amélioration	

Notes du Dr: ____

____

Nom: _______________ Date: _______________ Signe: _______________

Feuilles de travail pour la thérapie cognitivo-comportementale

Date: ____/____/______

Situation	
Pensée initiale	
Conséquences de la pensée	
Défiez votre pensée initiale	
Pensée négative	
Fond	
Pensée alternative	
Croyance positive et affirmation	
Plan d'action	
Amélioration	

Notes du Dr: ____

____

Nom: ________________   Date: ____________   Signe: ____________

Feuilles de travail pour la thérapie cognitivo-comportementale

Date: _____/_____/_______

Situation	
Pensée initiale	
Conséquences de la pensée	
Défiez votre pensée initiale	
Pensée négative	
Fond	
Pensée alternative	
Croyance positive et affirmation	
Plan d'action	
Amélioration	

Notes du Dr: ____

____

Nom: _______________   Date: _______   Signe: _______

Feuilles de travail pour la thérapie cognitivo-comportementale

Date: _____ / _____ / _______

Situation	
Pensée initiale	
Conséquences de la pensée	
Défiez votre pensée initiale	
Pensée négative	
Fond	
Pensée alternative	
Croyance positive et affirmation	
Plan d'action	
Amélioration	

Notes du Dr: ____

____

Nom: ___________________ Date: ___________ Signe: ___________

Feuilles de travail pour la thérapie cognitivo-comportementale

Date: _____ / _____ / _______

Situation	
Pensée initiale	
Conséquences de la pensée	
Défiez votre pensée initiale	
Pensée négative	
Fond	
Pensée alternative	
Croyance positive et affirmation	
Plan d'action	
Amélioration	

Notes du Dr: ____

____

Nom: ___________ Date: ___________ Signe: ___________

Feuilles de travail pour la thérapie cognitivo-comportementale

Date: _____/_____/______

Situation	
Pensée initiale	
Conséquences de la pensée	
Défiez votre pensée initiale	
Pensée négative	
Fond	
Pensée alternative	
Croyance positive et affirmation	
Plan d'action	
Amélioration	

Notes du Dr: ____

____

Nom: ___________   Date: ___________   Signe: ___________

Feuilles de travail pour la thérapie cognitivo-comportementale

Date: _____ / _____ / _______

Situation	
Pensée initiale	
Conséquences de la pensée	
Défiez votre pensée initiale	
Pensée négative	
Fond	
Pensée alternative	
Croyance positive et affirmation	
Plan d'action	
Amélioration	

Notes du Dr: _______________________________________

____

Nom: ______________ Date: ______________ Signe: ______________

Feuilles de travail pour la thérapie cognitivo-comportementale

Date: ______/______/________

Situation	
Pensée initiale	
Conséquences de la pensée	
Défiez votre pensée initiale	
Pensée négative	
Fond	
Pensée alternative	
Croyance positive et affirmation	
Plan d'action	
Amélioration	

Notes du Dr: ____

____

Nom: ________________   Date: ________   Signe: ________

Feuilles de travail pour la thérapie cognitivo-comportementale

Date: _____ / _____ / _______

Situation	
Pensée initiale	
Conséquences de la pensée	
Défiez votre pensée initiale	
Pensée négative	
Fond	
Pensée alternative	
Croyance positive et affirmation	
Plan d'action	
Amélioration	

Notes du Dr: ____

____

Nom: _______________   Date: _______________   Signe: _______________

Feuilles de travail pour la thérapie cognitivo-comportementale

Date: _____ / _____ / _______

Situation	
Pensée initiale	
Conséquences de la pensée	
Défiez votre pensée initiale	
Pensée négative	
Fond	
Pensée alternative	
Croyance positive et affirmation	
Plan d'action	
Amélioration	

Notes du Dr: ____

____

Nom: _______________ Date: _______ Signe: _________

Feuilles de travail pour la thérapie cognitivo-comportementale

Date: _____ / _____ / _______

Situation	
Pensée initiale	
Conséquences de la pensée	
Défiez votre pensée initiale	
Pensée négative	
Fond	
Pensée alternative	
Croyance positive et affirmation	
Plan d'action	
Amélioration	

Notes du Dr: ____

____

Nom: _______________   Date: _______   Signe: _______

Feuilles de travail pour la thérapie cognitivo-comportementale

Date: _____ / _____ / ______

Situation	
Pensée initiale	
Conséquences de la pensée	
Défiez votre pensée initiale	
Pensée négative	
Fond	
Pensée alternative	
Croyance positive et affirmation	
Plan d'action	
Amélioration	

Notes du Dr: ____

____

Nom: _______________   Date: _______________   Signe: _______________